AF403693

DU

RHUMATISME

CÉRÉBRAL

PAR

LE Docteur **HERVEZ DE CHEGOIN**

Médecin de l'Hôpital Lariboisière, membre de l'Académie
de Médecine.

PARIS

IMPRIMERIE ET LITHOGRAPHIE MAULDE ET RENOU,

RUE DE RIVOLI, N. 144.

1856.

DU

RHUMATISME

CÉRÉBRAL

———

L'analogie des membranes séreuses entr'elles a fait paraître toute naturelle, depuis qu'on la connaît, la coïncidence fréquente du rhumatisme articulaire avec la même affection des faces interne et externe du cœur.

La même analogie devait attirer l'attention sur la membrane du cerveau qui appartient à la classe des membranes séreuses. Cependant on ne décrit point le rhumatisme cérébral comme on décrit celui du cœur, et, dans un ouvrage complet sur la matière, récemment publié, on ne parle point des maladies de l'arachnoïde dues à la cause qui nous occupe.

Quoique je ne puisse, jusqu'à présent, présenter les résultats d'autopsies pratiquées à la suite de la maladie que je crois devoir appeler *rhumatisme cérébral*, la marche de la maladie, ses symptômes et les circonstances dans lesquelles elle s'est développée ne me laissent point de doute sur sa nature.

Malheureusement je suis autorisé à croire que les occasions ne manqueront pas de la vérifier, car je dois la considérer comme souvent mortelle, puisqu'elle l'a été trois fois sur les quatre cas que j'ai observés.

Ces faits m'ont présenté les diverses formes qu'elle me semble devoir revêtir. Ils n'ont pas tous les développements nécessaires à une observation complète, parce que ce n'est qu'après coup que je les ai rattachés à la cause que je signale. C'est donc, en quelque façon, pour ouvrir la voie ou la frayer un peu, — si d'autres l'ont déjà parcourue — que je vais les rapporter.

PREMIÈRE OBSERVATION

Une femme de quarante-cinq ans environ, forte et impressionnable, était retenue au lit par un rhumatisme aigu qui suivait sa marche ordinaire, quand, un soir, il survint de la céphalalgie avec une agitation singulière. On vint chez moi à dix heures pour me demander de me trouver le lendemain matin à six heures avec son médecin. — A cinq heures on revint m'annoncer que ma visite était inutile, que la malade avait succombé dans la nuit.

Ce premier fait, dont je n'ai pas été témoin, que j'indique plutôt que je ne le rapporte, me frappa par la rapidité de la mort pendant la durée d'un rhumatisme articulaire, et me donna l'idée de rattacher à la même cause la lésion cérébrale qui avait déterminé une mort si prompte, si imprévue.

Ainsi prévenu, j'attendais une occasion nouvelle d'observer cette grave complication, qui s'est présentée à moi dernièrement sous une forme plus lente, non moins terrible, car elle a été funeste le septième jour.

DEUXIÈME OBSERVATION.

M. de R., âgé de 30 ans environ, d'une taille élevée, d'un embonpoint plus qu'ordinaire, d'un tempérament lymphatico-sanguin et d'une grande sensibilité morale, avait eu, il y a quatre à cinq ans, un rhumatisme articulaire aigu et général. Sa santé s'était bien rétablie ; de temps en temps, cependant, il éprouvait, dans les pieds et dans les mains, des douleurs avec un léger gonflement qui se dissipait de lui-même. Il en eut d'assez vives au mois de juillet dernier ; dans le mois de septembre, il était mal disposé, n'avait pas d'appétit. Il partit néanmoins pour un voyage dans le midi. La pre-

mière nuit qu'il passa en voiture, il souffrit de la main
droite, qui était brûlante et qu'il tint en dehors de la por-
tière pour la rafraîchir.

Il fut obligé de s'arrêter dans un hôtel le lendemain de
son départ ; il y resta quarante jours, avec des symptômes mal caractérisés, des douleurs dans le ventre, dans
la main, une irritabilité extrême, des besoins de pleurer.
Il n'avait point ou très-peu de fièvre ; un de ses parents
avait peine à croire qu'il fût aussi malade qu'il le disait.
On appliqua beaucoup de sangsues, faute de pouvoir le
saigner ; il s'était trouvé mal aux premières gouttes de
sang. L'appétit ne revenant point, on lui donna un sim-
ple minoratif ; il eut des selles nombreuses ; les douleurs du ventre se renouvelèrent ; elles se calmèrent cependant, et après quarante jours il put revenir chez lui
en poste.

Il était depuis dix jours dans cet état de malaise plutôt que de maladie ; son dégoût pour les aliments conti-
nuait ; il ne prenait que des bouillons maigres et des ti-
sanes émollientes et se levait cependant ; le pouls avait
de la fréquence et le mouvement fébrile présentait tous
les jours un paroxysme régulier qui engagea à donner
du sulfate de quinine. Il en prit trois grammes en trois
fois, en lavement ; les paroxysmes cessèrent et la fièvre
devint continue, sans autre accident, et avec liberté des

facultés intellectuelles, à part la sensibilité exaltée dont nous avons parlé.

Le 1er décembre, cinquantième jour de la maladie, cette exaltation augmente, il pleure, il prie, il s'agite, s'impatiente et délire; il s'en aperçoit un instant et tombe le même jour dans un assoupissement pendant lequel il délirait encore.

Le médecin qui le voyait, homme d'expérience et de sens, annonça tout le danger de cet état, fit appliquer quinze sangsues derrière les oreilles et des révulsifs aux extrémités. Pendant l'écoulement de sang, le délire et l'assoupissement cessèrent pour revenir bientôt avec des alternations fréquentes.

Je ne pus voir le malade que le cinquième jour : il était à soixante lieues de Paris; il me reconnut et me témoigna avec effusion sa reconnaissance d'être venu de si loin, puis il retomba dans le même assoupissement.

Il s'éveillait de temps en temps avec des hallucinations passagères, et parlait encore quelquefois avec justesse ; la figure était peu altérée, c'était celle d'un homme endormi, avec des variations dans la coloration de la peau. Il entendait quelquefois des paroles prononcées un peu haut. La vue était incertaine, quoique les pupilles ne fussent pas dilatées ; il buvait facilement, quoique le passage des liquides de la bouche au pharynx se fît avec lenteur ; il conservait ses boissons ; il n'avait pas de diarrhée, les lavements entraînaient des matières liées. Il témoignait de la sensibilité à l'hypocondre droit, sans que la pression continuée augmentât cette sensibilité. La langue était recouverte d'un enduit visqueux et rougeâtre, semblable à la matière d'une expectoration assez abondante, sans la moindre gêne dans la respiration. Le pouls était petit et fréquent, s'élevait quelquefois à 120 pulsations ; la peau était sèche, sans âcreté ; les urines, abondantes, étaient rendues volontairement, mais avec lenteur. Le cœur n'offrait aucun bruit accidentel. Malgré la médication la plus active, des ventouses, des frictions mercurielles, des vésicatoires aux extrémités et sur la tête, le calomel à haute dose, l'assoupissement devint continu, et le malade succomba le septième jour.

Le souvenir de sa disposition rhumatismale, les douleurs qu'il avait éprouvées à la main droite la première nuit de son départ, et celles qui occupèrent le bas-ventre pendant si longtemps sans caractère franchement inflammatoire, l'excitation cérébrale qui avait accompagné tous ces symptômes, cette exaltation plus vive encore précédant l'assoupissement qui a marché progressivement et a été funeste le septième jour, toutes ces considérations m'autorisent à penser que la maladie, qui s'est montrée sous une forme mal dessinée, à laquelle on avait peine à donner une dénomination précise, était un rhumatisme vague qui, après avoir agi sur les mains, sur le ventre, a porté, en dernier lieu, son action sur le cerveau, qui a d'abord été excité, et comprimé ensuite matériellement par une accumulation de sérosité dans l'arachnoïde, ou d'infiltration dans la pie-mère.

TROISIÈME OBSERVATION.

La troisième forme que j'ai observée et que j'ai eue récemment sous les yeux à la Maison de Santé, m'a été présentée par M. Flatter, sculpteur, connu de M. Foville. C'est un Allemand à imagination vive. Il a eu plusieurs fois des rhumatismes articulaires qui ont toujours été accompagnés de délire ; il en était de même, cette fois, et son délire était si marqué, qu'il fut transporté des salles communes dans une chambre particulière, et qu'il fut question de le renvoyer comme aliéné. Je m'y opposai, parce que ce délire était fébrile, et que je le considérais comme lié à la maladie ; malgré des saignées, des ventouses, des purgatifs, il persista pendant environ vingt jours, et le malade fut regardé comme dans le plus grand danger. Il ne survint jamais d'assoupissement ; c'était toujours de l'agitation, de la loquacité, le pouls était fréquent, développé, et la peau chaude; il n'y avait aucun trouble particulier dans le cœur, dans la respiration ni dans le ventre.

Le rhumatisme, fixé particulièrement aux pieds, aux mains, aux poignets, ne se montrait pas sous forme d'épanchement dans la synoviale, mais sous forme d'infiltration dans les tissus extérieurs aux articulations, qui étaient tuméfiés sans fluctuation. C'était le rhumatisme fibreux et celluleux ; car tout le tissu cellulaire qui recouvre les tendons extérieurs, sur le métacarpe, était aussi tuméfié.

N'est-il pas permis de croire que la membrane fibreuse du cerveau a été aussi le siége de la maladie, et qu'il y a un rhumatisme cérébral fibreux comme il y en a un séreux, puisque nous retrouvons ici les mêmes conditions d'organisation qu'aux articulations ; que chaque forme a ses symptômes propres, dont l'une, excitation, délire, qui peuvent durer plusieurs semaines, au même degré, sans entraîner la mort ; dont l'autre, excitation passagère suivie d'un épanchement rapidement mortel, ou d'une accumulation progressive qui permet encore un léger délire avec alternative d'assoupissement, qui finit par devenir continu et mortel dans un temps qui doit sans doute varier, et qui l'a été le septième jour dans le cas que j'ai observé ?

Je n'insisterai pas, pour l'instant, sur le traitement

On comprend qu'il doit être très-énergique à la première apparition des symptômes cérébraux, surtout dans la forme avec coma; mais comme elle est aussi précédée d'excitation, ce symptôme seul doit donner l'éveil. On a d'ailleurs à craindre que, dans la forme fibreuse, comme dans la forme séreuse, il ne se fasse, dans la première, une infiltration qui a également son importance et son danger.

Le sulfate de quinine à haute dose pourra-t-il ici, comme dans quelques rhumatismes articulaires dans leur période d'acuité, arrêter presque subitement la marche de la maladie? L'analogie autorise à le penser; mais, de même que son efficacité n'est pas constante dans le premier cas, on devra craindre qu'il n'en soit de même dans le second, et les moyens les plus actifs, saignées, révulsifs, devront être employés sans retard.

Chez un autre malade, de la haute société, affecté depuis longtemps de rhumatismes chroniques fibreux, dans presque toutes les articulations, j'ai observé des troubles cérébraux singuliers, que je n'ai pu m'empêcher de rattacher à une affection matérielle, de même nature, dans les membranes du cerveau; ces troubles portaient particulièrement sur les sensations affectives : ce malade me disait, avec une réserve confidentielle, qu'il n'aimait plus ni sa femme, ni ses enfants; il était triste, mélancolique, ses goûts étaient changés; il y avait, dans sa conversation, un décousu qui ressemblait à la démence ; d'où j'ai été conduit à conclure que quelques troubles intellectuels, considérés comme des aliénations mentales chroniques, étaient dus à cette cause.

QUATRIÈME OBSERVATION.

Depuis dix ans que cet article a été publié, je n'avais pas eu l'occasion, malgré les cas nombreux de rhumatismes articulaires aigus qui m'ont passé sous les yeux, d'observer de nouveau le rhumatisme cérébral ; un dernier cas tout récent, qui restera toujours dans mon esprit, est venu confirmer, chez une jeune femme de vingt-cinq ans, à laquelle je portais le plus vif intérêt, tout ce que j'avais écrit précédemment sur la réalité et le danger du rhumatisme cérébral ; cette fois la mort n'a pas été subite comme dans la première observation que j'ai rapportée. Averti de l'imminence du danger par la diminution rapide des gonflements articulaires, l'agitation de la malade, l'insomnie, les maux de tête, la chaleur de la peau et un mouvement fébrile qui n'était plus en rapport avec les symptômes extérieurs, j'eus immédiatement recours à une médication énergique : une perte de sang poussée jusqu'à la syncope à la suite d'une application de sangsues aux extrémités inférieures, des vésicatoires multipliés, sur les articulations primitivement malades, des purgations réitérées conjurèrent les symptômes cérébraux qui m'avaient inspiré la plus grande inquiétude : c'était le huitième jour de l'invasion du rhumatisme, cet heureux résultat avait été obtenu en moins de vingt-quatre heures. Cependant, la fréquence du pouls persistait, le sommeil ne revenait point ; je cherchais dans le cœur la cause de cette persévérance fébrile; je n'en trouvais point une raison suffisante dans un souffle à peine appréciable et qui fut néanmoins combattu immédiatement par des ventouses, des vésicatoires, des sangsues ; le quatorzième jour, l'agitation devint plus grande, les doigts furent agités de mouvements convulsifs, la peau conservait toujours une chaleur âcre. Je ne pouvais méconnaître le danger, qui augmentait de jour en jour; j'en avertis les parents, pour motiver la médication de plus en plus énergique que je trouvais indiquée : les purgations furent répétées plusieurs fois par jour, des vésicatoires multipliés furent appliqués sur les membres inférieurs, la tête elle-même fut rasée et couverte d'un large vésicatoire. Un mieux trompeur se produisit, la peau devint fraîche et le pouls tomba à quatre-vingts pulsations; pour la première fois, la malade se félicitait d'une amélioration qu'elle n'avait point encore ressentie. Bientôt elle fut prise d'un besoin de dormir dont elle parlait avec surprise en conservant toute sa connaissance, le ventre se ballonna, la respiration devint embarrassée. Elle succomba ainsi le dix-neuvième jour, avec une oppression et un coma qui ne laissaient point de doute sur l'existence d'un épanchement cérébral.

Cet exemple nous montre toute la gravité du rhumatisme cérébral, puisque malgré toutes les médications appliquées en temps opportun, par la prévision d'une issue funeste, cette terminaison fatale n'en a pas moins eu lieu.

Il ne faudrait pas, cependant, regarder comme voués à une mort inévitable ceux qui sont atteints. Nous avons vu qu'une première fois, au huitième jour, les symptômes avaient pu être enrayés et malgré leur retour funeste au quatorzième, il est rationnel de penser que chez des malades d'une nature moins irritable que chez celle qui est l'objet de cette observation et qui était remarquable par son exaltation habituelle, on obtiendrait un résultat plus heureux.

Je suis encore conduit à me demander si le sulfate de quinine serait aussi efficace dans cette forme cérébrale, que dans le rhumatisme articulaire. On a craint que ce médicament, dont un des effets ordinaires est de produire des tintements d'oreilles, ne fût pour le cerveau une cause d'excitation propre à y attirer le rhumatisme. Je ferai remarquer, d'abord, que depuis dix ans j'ai traité un nombre considérable de rhumatismes par le sulfate de quinine et qu'aucun n'a présenté de symptômes cérébraux, malgré les tintements d'oreilles que plusieurs ont éprouvés. Peut-être serait-on fondé à soutenir que cette médication a prévenu ces accidents, d'abord en réduisant à douze ou quinze jours la durée d'une maladie qui, livrée à elle-même, se prolonge quatre fois autant, ensuite en atténuant la cause elle-même du rhumatisme. Cette manière de voir semble en harmonie avec l'absence du rhumatisme cérébral chez les malades ainsi traités dès le principe, d'autant plus que, dans les cas que j'ai observés, le cerveau n'a jamais été envahi primitivement. Cette opinion ne devrait pas empêcher, d'ailleurs, l'application des autres moyens énergiques.

Sans vouloir ici faire naître des regrets pénibles, je dirai seulement que le sulfate de quinine n'avait encore été administré qu'à la dose de soixante-quinze centigrammes, en deux jours, quand, par des considérations qu'il n'était pas en mon pouvoir de changer, son usage a été suspendu.

Cette remarque ne me paraît pas inutile à faire : elle doit éloigner la pensée qu'une dose aussi faible ait pu avoir la moindre influence sur la marche fatale du cas malheureux qui fait le sujet de la dernière observation.

7635 / Imp. Mauldé et Renou, rue de Rivoli, 144.

9 782019 271190